BEI GRIN MACHT SICH IHR WISSEN BEZAHLT

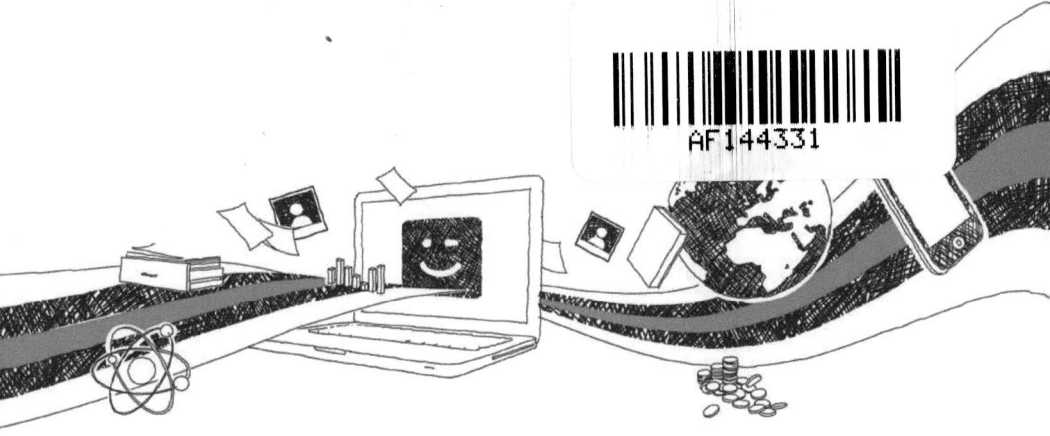

AF144331

- Wir veröffentlichen Ihre Hausarbeit,
  Bachelor- und Masterarbeit

- Ihr eigenes eBook und Buch -
  weltweit in allen wichtigen Shops

- Verdienen Sie an jedem Verkauf

Jetzt bei www.GRIN.com hochladen und kostenlos publizieren

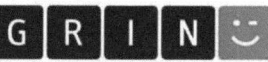

Essstörungen. Wie können sie solide diagnostiziert werden?

Andrea Anders

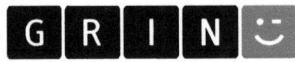

Bibliografische Information der Deutschen Nationalbibliothek:

Die Deutsche Nationalbibliothek verzeichnet diese Publikation in der Deutschen Nationalbibliografie; detaillierte bibliografische Daten sind im Internet über http://dnb.d-nb.de abrufbar.

ISBN: 9783346400833
Dieses Buch ist auch als E-Book erhältlich.

© GRIN Publishing GmbH
Nymphenburger Straße 86
80636 München

Druck und Bindung: Books on Demand GmbH, Norderstedt Germany
Gedruckt auf säurefreiem Papier aus verantwortungsvollen Quellen

Das Buch bei GRIN: https://www.grin.com/document/1010712

„Diagnostik von Essstörungen"

Projektarbeit
im Rahmen des Fernstudiengangs „Psychologie"
mit dem Abschluss „Master of Science"
an der PFH - Privaten Hochschule Göttingen

vorgelegt am: 08.11.2018

von: Andrea Anders

Inhaltsverzeichnis

Abkürzungsverzeichnis

BFE	Bundesfachverband Essstörungen e.V.
bspw.	beispielsweise
bzw.	beziehungsweise
DIPS	Diagnostisches Interview bei psychischen Störungen
DSM-5	Diagnostic and Statistical Manual of Mental Disorders übersetzt: Diagnostischer und statistischer Leitfaden psychischer Störungen
EDE	Eating Disorder Examination übers.: Fragebogenversion des strukturierten Essstörungsinterviews
et.al.	und andere
ggf.	gegebenenfalls
Hrsg.	der/ die Herausgeber
ICD-10	Internationale Klassifikation psychischer Störungen
IZI	Internationale Zentralinstitut für das Jugend- und Bildungsfernsehen
KiGGS	Studie zur Gesundheit von Kindern und Jugendlichen in Deutschland
o.a.	oben aufgeführten
o.g.	oben genannten
S.	Seite
SIAB	Strukturiertes Inventar für anorektische und bulimische Essstörungen
SKID	strukturiertes klinischem Interview nach DSM-5
u.a.	unter anderem
übers.	übersetzt
WHO	World Health Organization übers. Weltgesundheitsorganisation
z.B.	zum Beispiel

Zusammenfassung

In dieser Projektarbeit wird das Thema Essstörungen und deren Diagnostik ausführlich betrachtet. Für eine solide Diagnostik dieser Störungsbilder sind eine ausführliche Anamnese der Betroffenen, gute Kenntnisse über diese Erkrankungen sowie mögliche Ursachen der Entstehung von enormer Bedeutung. Daher wird hier besonders auf die Ursachen und die gesellschaftlichen Probleme eingegangen, um die Brisanz, aber auch die besondere Herausforderung der Diagnostik von Essstörungen zu verdeutlichen. Es wird der gesellschaftliche Umgang mit dem momentan vorherrschenden Bild der Frau und dem Schönheitsideal diskutiert, da dies aus meiner Sicht einer der Hauptgründe für Essstörungen ist, von denen überwiegend junge Mädchen und Frauen betroffen sind.

1 Einleitung

Um Essstörungen richtig diagnostizieren zu können, ist es enorm wichtig, sich im Vorfeld mit der Entstehung, den bestehenden verschiedenen Formen der Erkrankung sowie den Ursachen und Symptomen intensiv auseinanderzusetzen. Zimbardo schreibt bereits hierzu 1995, dass die Zahl der Essstörungen und besonders die Syndrome „Anorexia nervosa"[1] und „Bulimia nervosa"[2] enorm ansteigen. Hierzu steht in seinem Buch, dass die Essstörungen nur die Spitze des Eisberges sind und sich vielmehr tieferliegende emotionale Konflikte hinter dem Essverhalten verbergen. Aus diesem Grund sei bei diesen Krankheitsbildern immer eine medizinische, aber auch psychologische Betreuung von sehr großer Bedeutung.

Hölling und Schlack (2018) bezogen sich im Bundesgesundheitsblatt - Gesundheitsforschung – Gesundheitsschutz auf die Ergebnisse der „Studie zur Gesundheit von Kindern und Jugendlichen in Deutschland" (KiGGS-Basiserhebung, Welle 1 2003-2006), welche vom Robert-Koch Institut im Auftrag des Bundesministerium für Gesundheit und Soziale Sicherung, Bundesministerium für Bildung und Forschung durchgeführt wurde. Hier wurden Krankheiten, Unfallverletzungen, gesundheitliche Lage, Befinden, Lebensqualität, Inanspruchnahme medizinischer Leistungen bei Kindern und Jugendlichen von der Geburt bis zum 18 Lebensjahr untersucht. Laut dieser Studie zeigen bereits 21,9 Prozent der Kinder und Jugendlichen im Alter von 11 – 17 Jahren Symptome von Essstörungen. Bei den Mädchen liegt der Anteil bei 28,9%. Sie sind daher hochsignifikant häufiger betroffen als Jungen. Bei den männlichen Heranwachsenden liegt der prozentuale Anteil bei 15,2 Prozent.

Laut ICD-10 (2010) treten diese Syndrome überwiegend im Jugendalter auf. Am häufigsten sind heranwachsende Mädchen und junge Frauen von dieser Störung betroffen. Heranwachsende Jungen, junge Männer sowie ältere Frauen sind weniger anfällig für Essstörungen. Mögliche Ursachen sind noch wenig erforscht, jedoch sind soziokulturelle und biologische Faktoren und Vulnerabilität der Persönlichkeit mit ausschlaggebend für eine mögliche Erkrankung.

Dies verdeutlicht die Brisanz von Essstörungen, die in verschiedensten Formen und Ausprägungen auftreten können. In den nachfolgenden Ausführungen wird ein Überblick über die Krankheitsbilder und vor allem den sehr vielfältigen möglichen Ursachen gegeben. Es wird angestrebt, besonders den gesellschaftlichen Kontext näher zu betrachten. Da dieser, meiner Auffassung nach, der Hauptverursacher dieses gesundheitlichen Risikos ist, an dem immer mehr, vor allem junge Mädchen und Frauen, erkranken. Anhand der Informationen soll verdeutlicht werden, wie schwer die Diagnostik der verschiedenen Formen von Essstörungen ist. Welchen enormen Problemen mögliche Behandlungen unterliegen, da das Verständnis für

---

[1] Anorexia nervosa (Anorexie / Magersucht) ist charakterisiert durch selbstherbeigeführten oder aufrechterhaltenen Gewichtsverlust
[2] Bulimia nervosa (Bulimie) ist charakterisiert durch wiederholte Anfälle von Heißhunger (Essattacken) und übertriebener Gewichtskontrolle

diese Krankheit von dem gesellschaftlich vorherrschenden Schönheitsideal und dem Schlank-heitswahn überstrahlt wird, wird in dieser Arbeit deutlich. Es wird hier nicht näher auf mögliche Therapieansätze eingegangen, jedoch verdeutlicht dies die Diskussion zu dem Thema.

Die vielfältigsten Ursachen für die Entstehung dieser Störungsbilder verhindern sehr oft, dass die Betroffenen u.a. in der Lage sind, ihre Erkrankung zu erkennen. Selbst wenn eine Eigenerkenntnis vorliegt, suchen die Betroffenen erst Hilfe, wenn der Leidensdruck ins Uner-messliche gestiegen ist. Sie wollen sich vielfach nicht selbst entblößen und somit offenbaren, dass sie es nicht schaffen dem Schönheitsideal zu entsprechen (Boskind-White & White, 1991).

2 Theoretische Grundlagen

2.1 Formen von Essstörungen

Es wird in verschiedene Formen von Essstörungen unterschieden. Im ICD-10 (2010) wurde in die Klassifikationen Anorexia nervosa, atypische Anorexia nervosa, Bulimia nervosa, atypi-sche Bulimia nervosa, Essattacken bei anderen psychischen Störungen, Erbrechen bei ande-ren psychischen Störungen, sonstige Essstörungen und in nicht näher bezeichnete Essstö-rungen untergliedert. Schweiger und Sipos (2018) führen zusätzlich u.a. noch die Binge-Ea-ting-Störung nach der DSM[3] Klassifizierung auf, an der laut ihrer Aussage ebenfalls bis zu 5% Frauen erkranken sollen. Nachfolgend werden die unterschiedlichen Störungsbilder näher er-läutert, um mögliche Diagnosetechniken zu eruieren und im Anschluss über deren Vor- und Nachteile diskutieren zu können.

2.1.1 Anorexia nervosa und atypische Anorexia nervosa

Diese Störungen zeichnen sich vor allem durch Hungern und exzessiver sportlicher Betätigung aus. Besonderheit dieser Krankheit ist die Tatsache, dass sehr viele an Magersucht Erkrankte an den Folgen des Hungerns versterben. Obwohl der Missbrauch von Abführmitteln, Erbre-chen oder die Zuführung anderer Medikamente bei der ursprünglichen klassischen Mager-sucht nicht stattfindet, darf diese Störung keinesfalls unterschätzt werden (Gerlinghoff & Back-mund, 2000).

Ein weiteres Merkmal bei Frauen ist die Amenorrhö[4] und bei allen Betroffenen das ge-ringe Körpergewicht, welches sich durch die ständige Abnahme zu einem lebensbedrohlichen

---

[3] DSM Diagnostic and Statistical Manual of Mental Disorders = diagnostischer und statistischer Leitfa-den psychischer Störungen wird in den USA verwendet

[4] Amenorrhö bezeichnet das Ausbleiben der Menstruation

Untergewicht (wie bereits erwähnt) entwickeln kann. Die eigene Wahrnehmungsverzerrung ihres Körpers und die große Angst vor Gewichtszunahme verhindern, dass diese Personen ihre gefährliche Gewichtsabnahme selbst erkennen und gegensteuern können. Zudem besteht ein übertriebener Einfluss des Gewichtes auf die Selbstbewertung, welches wiederum die Verleugnung der Krankheit begünstigt.

Die atypische Anorexia nervosa unterscheidet sich von der Anorexia nervosa lediglich durch das Fehlen der Amenorrhö und dem Vorhandensein von Normalgewicht. Alle anderen Kriterien sind in gleichem Maße vorhanden. Diese Kategorie wird nicht für anorexieähnliche Essstörungen verwendet, die auf andere körperliche Krankheiten zurückzuführen sind (ICD-10, 2010).

2.1.2 Bulimia nervosa und atypische Bulimia nervosa

Im Gegensatz zur Anorexie kommt es bei der Bulimie zu Essanfällen mit gegensteuernden Maßnahmen wie z.B. Erbrechen. Diese Störung wird auch häufig als „Ess-Brech-Sucht" bezeichnet. Überdurchschnittliche sportliche Betätigung, der Gebrauch von Abführmitteln oder Hungern kennzeichnen ebenfalls dieses Krankheitsbild (Reich & Kröger, 2015). Die Patienten beschäftigen sich ununterbrochen mit Essen und unterliegen einer unwiderstehlichen Gier nach Nahrungsmitteln. Sie erliegen dann Essattacken, wobei enorme Mengen an Nahrungsmitteln in sehr kurzer Zeit konsumiert werden und im Nachgang durch Erbrechen oder Abführmittel wieder abgeführt werden. Sie versuchen auf diese und durch zwischenzeitliche Hungerperioden der Gewichtszunahme entgegenzuwirken. Oftmals werden zur Gewichtsregulierung Appetitzügler oder auch Schilddrüsenmedikamente verwendet (ICD-10, 2010).

Laut der ICD-10 (2010) kennzeichnet die atypische Bulimia nervosa Patienten, bei denen nicht alle Symptome der Bulimie auftreten. Diese sind meist normal- oder übergewichtig. Jedoch zeigen sie ebenfalls die typischen Essanfälle mit anschließendem Erbrechen. Bulimie mit Normalgewicht wird oft als Bezeichnung für die atypische Bulimia nervosa verwendet.

2.1.3 Binge-Eating-Störung

Gerlinghoff und Backmund (2000) charakterisieren als Symptome dieses Krankheitsbildes durch die wiederholten Episoden von Heißhungerattacken. Diese treten gemeinsam mit anderen Symptomen auf. Essen bis zu einem unangenehmen Völlegefühl, wesentlich schnelleres essen als normal, das Zuführen großer Nahrungsmengen, obwohl kein Hungergefühl vorhanden ist oder auch essen aus Deprimiertheit zählen zu den häufigsten zusätzlichen Symthomen der Binge-Eating-Störung. Unter diesen Heißhungerattacken, die mindestens an zwei Tagen in der Woche auftreten, leiden die Betroffenen sehr. Sie entwickeln vermehrt Ekel- und Schuldgefühle bezüglich des Essens. Ebenso wie die Bulimie findet diese Essstörung im Verborgenen statt und die Betroffenen suchen sich aus Scham meist erst Hilfe von außen, wenn der Leidensdruck ins Unermessliche ansteigt.

2.1.4 Essattacken und Erbrechen bei anderen psychischen Störungen

Wiederholtes Erbrechen, außer wenn es selbstinduziert ist, kann auch bei anderen Krankheitsbildern wie z.B. bei Dissoziativen oder Hypochondrischen Störungen auftreten. In der Schwangerschaft können emotionale Faktoren ebenfalls zu Essattacken und Brechanfällen führen (ICD-10, 2010). Andere mögliche körperliche oder psychische Ursachen müssen immer im Einzelfall überprüft werden, da diese nicht auszuschließen sind.

Übermäßiges Essen kann als Reaktion auf außergewöhnliche Ereignisse erfolgen. So können Unfälle, Trauerfälle oder emotional belastende Ereignisse der Auslöser für Essattacken sein. Auch längere medikamentöse Behandlungen mit Antidepressiva oder mit schmerzlindernden Medikamenten kann gestörtes Essverhalten hervorrufen. Affektive Symptome mit geringem Schweregrad sind ebenfalls mögliche Auslöser für Essstörungen. Angst, Ruhelosigkeit, aber auch Gereiztheit versuchen betroffene Personen u.a. teilweise mit Essen zu kompensieren bzw. zu unterdrücken (ICD-10, 2010).

2.1.5 Sonstige Essstörungen

Zu den sonstigen Essstörungen zählt u.a. der psychologische Appetitverlust und die nichtorganische Pica bei Erwachsenen (ICD 10, 2010). Psychologischer Appetitverlust kann enormen Gewichtsverlust zur Folge haben, was bspw. auf Magersucht schließen lassen könnte. Anders verhält es sich mit nichtorganischer Pica bei Erwachsenen. Bei dieser Störung nehmen die Betroffenen nicht für die Ernährung geeignete Stoffe zu sich. Häufig wird von den Patienten regelmäßig über einen längeren Zeitraum Papier oder Sand gegessen.

Reich und Kröger (2015) zählen zu sonstigen Essstörungen auch das Nachtesser-Syndrom. Die von dieser Störung betroffenen Menschen leiden nach dem Abendessen und in den Nachstunden an Essattacken und nehmen in diesem Zeitraum große Mengen Essen zu sich. Da diese Sucht ebenfalls einen enormen Leidensdruck sowie körperliche Beeinträchtigungen wie Übergewicht hervorrufen kann, besteht auch hier Behandlungsbedarf.

Ob Orthorexie, was ein Verlangen nach gesunder Nehrung bedeutet, zu den Essstörungen zählt, sind sich Reich und Kröger (2015) nicht sicher. Sie bezeichnen diese Einstellung zum Essen ebenfalls als Störung, da sich diese Menschen durch ihre übertriebene Angst etwas Falsches oder Ungesundes zu essen, deutlich einschränken. Sie molarisieren und ideologisieren das krankhafte Verlangen nach gesunden Lebensmitteln, entwickeln dadurch teilweise ein ungesundes Ernährungsverhalten, welches zu Mangelerscheinungen und zu negativen gesundheitlichen Schäden führen kann. Typischerweise fehlt diesen Personen die nötige Krankheitseinsicht, was eine Behandlung der Symptome erschwert.

2.2 Ursachen für Essstörungen

Verschiedenste Ursachen können die Auslöser für Essstörungen sein. Hierzu gibt es die unterschiedlichsten Erklärungsmodelle. Legenbauer und Vocks unterteilen 2005 die Ursachen in gesellschaftliche Faktoren, Diäten, individuelle Risikofaktoren, Lernerfahrungen und familiäre Faktoren ein. Diese Einteilungen finden sich in dieser oder in ähnlicher Form in den verschiedensten Werken und Studien zu diesem Thema wieder. Zur besseren Unterscheidung werden die o.g. Faktoren genauer erläutert.

2.2.1 Gesellschaftliche Faktoren

Zu den aus meiner Sicht bedeutsamsten gesellschaftlichen Faktoren gehört das Bild der Frau. In den Zeitschriften und im Fernsehen wird die ideale Frau als schlank und attraktiv dargestellt. Die Frauen posieren in den Magazinen sehr schlank und figurbetont modisch gekleidet. Laut wissenschaftlichen Untersuchungen wird die extreme Schlankheit in den westlichen Industrienationen sehr geschätzt (Boskind-White & White, 1991). Betrachtet man die Fernsehshows wie „das Supermodel" oder auch Modells der heutigen Zeit, hat sich meiner Überzeugung nach, das extreme Schlankheitsideal noch weiter verschärft.

Das andere Extrem, so Langsdroff (2005) ist die männlich orientierte Gesellschaft. In dieser patriarchalisch, also von den Normen und Werten der Männer geprägten Gesellschaft hat die Weiblichkeit einen fraglichen Stellenwert. Sie wird oft als schwach, schutzbedürftig und psychisch minderwertig dargestellt. Frauen, die sich in dieser Gesellschaft behaupten wollen, sind gezwungen, ihre Weiblichkeit zu verbergen und maskuliner aufzutreten. Um diesen männlichen Idealen zu entsprechen, bemühen sich diese Frauen durch extreme Schlankheit die weiblichen Körperformen zu unterdrücken sowie den Kleidungsstil anzupassen.

Zeeck (2008) sieht es als eine der Ursachen von Essstörungen die Bedeutung des Essens in der menschlichen Gesellschaft an. Essen gilt als Grundbedürfnis, ohne das wir nicht überleben könnten. Aus diesem Grund entwickelten sich kulturabhängig die verschiedensten Rituale rund ums Essen. Häufig ist es Sitte sowie eine Form von Gastfreundschaft seine Gäste umfangreich zu bewirten. Diese wird durch die Gäste erwidert, indem sie das Essen nicht ablehnen. Bei Festlichkeiten ist ausgiebiges Essen oftmals ein wesentlicher Bestandteil und die Familie trifft sich regelmäßig beim gemeinsamen Essen zum familiären Informationsaustausch. Diese Rituale bilden in unserem sozialen Alltag einen festen Bestandteil. Je nach Kultur kann dies zu einer übermäßigen Nahrungszufuhr führen, Gewichtszunahme auslösen, die jedoch dann nicht mehr dem gesellschaftlichen Bild einer schönen Frau entspricht.

2.2.2 Diäten

Diäten gelten als häufiger Risikofaktor für gestörtes Essverhalten. Oftmals sind Diäten der Beginn und Auslöser von Essstörungen. Laut Legenbauer und Vocks (2005) wurde in verschiedenen Studien bewiesen, dass Diäten das natürliche Hunger- und Sättigungsgefühl nachteilig verändern. Durch kalorienarme Kost in geringen Mengen und längeren Nicht-Essen-Zeiten gerät das Gleichgewicht für eine ausgewogene Ernährung ins Wanken. Dem Körper werden über längere Zeit bestimmte Nährstoffe und Vitamine vorenthalten, welches sich nach kurzer Zeit durch Heißhunger zeigt. Zusätzlich führt der ernährungsbedingte Mangel zu „seelischem Hunger", da die Personen sich auch Süßes und Speisen verbieten, die mit positiven Gefühlen assoziiert werden. Dieser Mangel löst zudem noch psychischen Stress aus, der nach einer gewissen Zeit sehr häufig mit übermäßigem ungesunden fetten und süßem Essen gestillt wird.

Dies ist der Einstieg in einen Teufelskreis, der von immer neuen Diäten mit Rückfällen sowie Gewichtszunahme geprägt ist. Als Folge tritt ein sogenannter „Jo-Jo-Effekt" fast regelmäßig auf. Nach der Gewichtsabnahme und Beendigung oder Unterbrechung der Diät wird wieder normal gegessen. Der Körper speichert die wieder in ausreichender Menge zugeführten Nahrungsmittel und lagert die Nährstoffe vorsorglich als Reserve für mögliche zukünftige Hungerperioden ein. Das hat erneute Gewichtszunahme zur Folge. Dabei erhöht sich das Gewicht nach jeder Diät weiter und man wiegt als Folge mehr als vor der Diät. Wird dieser Kreislauf nicht durchbrochen, kann man an krankhaftem Übergewicht oder Essstörungen chronisch erkranken.

Die betroffenen Personen befinden sich im Zwiespalt mit der gewünschten Idealfigur, dem Appetit aufs Essen und gleichzeitig der Angst vor dem Zunehmen. Daraus kann sich eine dauerhafte Unzufriedenheit mit dem Körper, sowie auch eine Abwertung des Selbstwertgefühls hervorrufen (Legenbauer & Vocks, 2005).

2.2.3 Individuelle Risikofaktoren

Mit individuellen Risikofaktoren sind nicht nur die Eigenschaften nach dem Fünf-Faktoren-Modell Big Five gemeint. Dieses Modell unterscheidet verschiedene Persönlichkeitsmerkmale, die bei jedem Menschen unterschiedlich ausgeprägt sind. Personen mit einer hohen Ausprägung zum Neurotizismus könnten auf Grund ihrer Unsicherheit und der Neigung sich schnell Sorgen zu machen stärker gefährdet sein als andere Personen.

Ausschlaggebend sind nach Auffassung von Reich und Kröger (2015) u.a. gestörte Selbstwertgefühle, die zu einer Unzufriedenheit mit dem Körper führen kann, da sich die Betroffenen sehr stark an den Schönheitsidealen der Medien orientieren. Möglicher vorhandener Perfektionismus löst zusätzlich innere Spannungen aus, weil das Schönheitsideal mit den durchgeführten Versuchen abzunehmen nicht erreicht wurde. Dies bietet den Nährboden für den Beginn von Essstörungen.

Jedoch dürfen auch die Pubertät und Adoleszenz als mögliche Ursache nicht außer Acht gelassen werden. Es kommt in dem Alter zwischen 12 und 20 Jahren zu gravierenden körperlichen, sozialen und seelischen Veränderungen. Die können den Heranwachsenden große Probleme bereiten. In diesem Lebensabschnitt leiden viele Kinder und Jugendliche unter einer Körperunsicherheit (Reich & Kröger, 2015).

2.2.4 Lernerfahrungen

Viele Betroffene berichten, dass sie bereits in den Herkunftsfamilien mit den Schlankheits- und Gesundheitsidealen konfrontiert wurden. Sie haben nach Meinung von Legenbauer und Vocks (2005) bereits in der Kindheit gelernt, dass die äußere Erscheinung von sehr großer Bedeutung ist. Persönliches Befinden und die Belange der Kinder sind eher zweitrangig. Paradox ist jedoch, dass in diesen Familien häufig Essen nicht bedürfnisorientiert zu sich genommen wird, sondern eher als Ablenkung, Belohnung oder zur Entspannung erfolgt. In diesem Zwiespalt fühlen sich die Kinder dann oft allein gelassen, übernehmen jedoch oftmals diese Essgewohnheiten und beginnen zeitig mit Diäten, die den Einstieg in die Essstörungen begünstigen.

2.2.5 Familiäre Faktoren

Gerlinghoff und Backmund (2000) vertreten die Auffassung, dass überwiegend Essstörungen bei Personen mit sogenannten normalen Elternhäusern auftreten. Die Familien der betroffenen Kinder und Jugendlichen seien ganz normale Mittelstandsfamilien, die auf Einhaltung von Normen, Pflichterfüllung und Anstand u.a. sehr großen Wert legen. Sie seien bestrebt gesellschaftlich nicht aufzufallen und legen großen Wert auf Bildung, Leistung sowie Pflichterfüllung. Oftmals sind diese Familienbilder durch klare Hierarchien geprägt. Die Eltern arbeiten hart, um das Wohlergehen und die Entwicklung der Kinder abzusichern und erwarten deshalb von diesen guten Leistungen und ein für die Gesellschaft angemessenes Verhalten. Die Familien sind häufig von Kontrolle und Konfliktvermeidung geprägt.

Oftmals, so Gerlinghoff und Backmund (2000), bleiben die Gefühle und Bedürfnisse dieser Kinder und Jugendlichen unberücksichtigt. Sie fühlen sich meist einsam oder unverstanden. Durch diesen Druck können sich vielfach Essstörungen entwickeln, da diese Heranwachsenden auch zu einer hohen Selbstdisziplin, Selbstkontrolle und dem Unterdrücken von Gefühlen erzogen werden. Es ist nicht selten, dass dieser Druck sowie Probleme wie bspw. Kummer oder Angst mit Essen kompensiert werden.

Als weiteren familiären Faktor sehen Legenbauer und Vocks (2005) den Verlusst eines Elternteils, der meist durch Trennung oder Scheidung hervorgerufen wird. Auch hier entwickeln diese Kinder nicht selten Essstörungen, da sie mit der Trennung, dem Streit sowie dem „allein gelassen werden" mit der Situation überfordert sind.

2.2.6 Belastende und traumatische Erlebnisse

In ihrem Buch „beschädigte Weiblichkeit", welches von Köpp und Jacoby (1996) als Herausgeber veröffentlicht wurde, beschäftigten sich Schmidt und Humfress (1996) mit der Entstehung von Essstörungen durch körperliche und sexuelle Gewalt. Nach sexuellen Übergriffen entwickeln Frauen oftmals ein gestörtes Verhältnis zur Sexualität und zu ihrem Körper. Schmidt und Humfress (1995) vertreten die Auffassung gemäß in ihrem Buch aufgeführter Studien, dass Missbrauch und Essstörungen in einem besonderen Zusammenhang stehen. Anorexie tritt nach ihren Recherchen als häufigste Essstörung bei diesen Frauen als eine Folge von sexuellem Missbrauch auf.

Doch auch körperliche Gewalt kann zu gestörtem Selbstwahrnehmungs- und Essverhalten führen. Oftmals entstehen diese Störungen, wenn die Betroffenen bereits in der Kindheit häufig massiver Gewalteinwirkungen ausgesetzt waren, so beschreiben es die beiden o.a. Autoren in ihren Ausarbeitungen.

Aber auch Schicksalsschläge und einschneidende Lebensereignisse können ausschlaggebend für diese Erkrankung sein. Dies können Verluste von wichtigen Bezugspersonen sein, aber auch die nicht bestandene Ausbildung, das Nichterreichen des geplanten beruflichen Werdeganges oder die Scheidung der Eltern (Gerlinghoff & Backmund, 2000).

3 Diagnostik

Für die Diagnostik von Essstörungen können neben der organischen Abklärung möglicher Krankheitsbilder verschiedene psychologische Methoden genutzt werden. Je nach Ausprägung der Störung, Mitarbeit des Betroffenen oder dem gesundheitlichen Zustand der Person werden überwiegend Techniken der Verhaltensbeobachtung, des Interviews, Fragebögen oder auch Persönlichkeitstests genutzt.

Bevor eine psychologische Diagnostik erfolgt, sollten mögliche organische Erkrankungen durch die entsprechenden Fachärzte abgeklärt werden. Zu einer Gewichtsveränderung können bspw. auch eine Schilddrüsenerkrankung oder ggf. Magen- Darmentzündungen führen. Beim Vorliegen organischer Störungen und trotzdem vorhandener Symptome für Essstörungen, muss selbstverständlich trotzdem eine psychologische Diagnostik erfolgen.

Begonnen wird in den meisten Fällen mit einem persönlichen Gespräch. Hier unterscheidet die Psychologie in standardisierte und unstandardisierte Interviews. Sinnvoll ist es, zu Beginn im Erstgespräch einen unstandardisierten oder teilstrukturierten Interviewleitfaden zu nutzen, denn hier erhält der Betroffene bei diesen Gesprächsformen die Möglichkeit, frei über seine Probleme zu berichten. Da sich die Personen bei dieser Art der Konversation ernst genommen fühlen, ermöglicht das dem Psychologen direkte Nachfragen zu Verhaltensweisen zu stellen und mit dem Betroffenen in einen direkten Gesprächsaustausch zu gehen (Becker, Spinath, Strobel & Westhoff, 2014). Das Gespräch dient einerseits zum Vertrauensaufbau zwischen dem Psychologen und dem Patienten, was für eine erfolgreiche Zusammenarbeit unabdingbar ist. Gleichzeitig kann diese explorative Informationsaufnahme Ansätze für weitere diagnostische Erhebungen bieten und zu einer klinischen vorläufigen Urteilsbildung beitragen.

Bevor zur Absicherung einer denkbaren Diagnose psychologische Tests eingesetzt werden, ist eine umfangreiche Anamnese notwendig. Die vielfältigen möglichen Ursachen von Essstörungen müssen im Vorfeld genau abgeklärt werden, da im Anschluss die Therapie an die persönlichen Fähigkeiten und dem gegebenen Umfeld des Patienten angepasst wird, um möglichst Rückfälle bzw. Auslöser für das unerwünschte Verhalten zu minimieren und wenn möglich ganz zu vermeiden.

Je nach gesundheitlichem Zustand und Krankheitseinsicht folgen Verhaltensbeobachtungen des Patienten. Auch hier unterscheidet die Psychologie in verschiedene Formen. Zum einen können die Betroffenen sich selbst beobachten und z.B. ihren Tagesablauf, die Anzahl der Mahlzeiten, tägliches Wiegen, Nahrungsmengen oder die Dauer von sportlichen Aktivitäten dokumentieren. Dies bietet neben der Auskunft über Verhaltensweisen auch die Möglichkeit zur Verschärfung der Selbstwahrnehmung der Betroffenen sowie die Analyse des eigenen Verhaltens. Zudem ist es trotzdem oftmals vonnöten, Fremdbeobachtungen hinzuzuziehen. Bei nicht vorhandener Krankheitseinsicht bzw. einer unzureichenden oder verzerrten Selbstwahrnehmung der Patienten kann eine Beobachtung von Dritten sehr hilfreich sein (Becker, Spinath, Strobel & Westhoff, 2014).

Im Rahmen der Vorbereitung von Beobachtungen wird genau abgeklärt was beobachtet werden soll, wie dies geschieht und es wird die Art der Dokumentation des Beobachtungsgegenstandes festgelegt. Es wird je nach Symptomen entschieden, ob eine freie oder eine systematische Beobachtung erfolgen muss. Diese unterscheiden sich in der Herangehensweise grundlegend. Bei der freien Beobachtung werden unstandardisiert viele Informationen gesammelt, die zur Hypothesengenerierung dienen. Im Fall der standardisierten Beobachtung wurde bereits eine Hypothese über eine mögliche Essstörung formuliert und nun werden diese Merkmale methodisch und strukturiert mittels der Beobachtung überprüft. Folglich kann die erstellte Hypothese durch dieses Verfahren teilweise überprüft werden.

Da eine Beobachtung sehr umfassend sein kann, ist es vonnöten auch eine Segmentierung (Einteilung in Abschnitte), die Abbildung, die Art der Stichprobe sowie die Rahmenbedingungen im Vorfeld genau zu planen. Für die Beobachtung von Essstörungen werden überwiegend die globale und die semantische Segmentierung verwendet. Im Rahmen der globalen Segmentierung werden z.B. die Anzahl der Mahlzeiten am Tag erfasst, wobei die semantische

Segmentierung auf die Beobachtung von Handlungsabschnitten ausgelegt ist. Bei der Dokumentation eines Essanfalles ist eine genaue Beschreibung dieser Situation zwingend notwendig. Gleichzeitig erfolgt hier die Abbildung der Beobachtung über das Beschreiben bestimmter Aspekte, welches als reduktive Deskription bezeichnet wird. Die semantische Segmentierung zählt zu den Ereignisstichproben, während bei der globalen Segmentierung eine zeitliche Stichprobe durch die Vorgabe eines Beobachtungszeitrahmens gegeben ist.

Wichtig, besonders zur Wahrung der Persönlichkeitsrechte des Patienten, sind die Rahmenbedingungen. Es sollte genau abgewägt werden, ob eine offene oder verdeckte Beobachtung durch eine andere Person erfolgen soll. Die Gefahr bei einer offenen Beobachtung besteht in einer möglichen Verhaltensanpassung des Beobachteten. So könnte versucht werden durch verminderte Nahrungsaufnahme Brechanfälle während der Beobachtungszeit zu vermeiden oder Essattacken in beobachtungsfreie Zeiten zu verschieben (Becker, Spinath, Strobel & Westhoff, 2014).

Bei vorhandener Krankheitseinsicht kann eine offene im Vorfeld besprochene Beobachtung für den Patienten sehr hilfreich sein. Es kann z.B. vereinbart werden, dass Familienmitglieder den Tagesablauf mit beobachten, wodurch die Patienten Verständnis, Unterstützung und Zuwendung von Angehörigen erhalten, welches wiederum für nachfolgende Therapien sehr hilfreich sein kann. Sollte der Psychologe oder Diagnostiker sich für eine verdeckte Beobachtung entscheiden, ist es von enormer Bedeutung den Patienten im Nachgang darüber aufzuklären. Zum einen hat der Beobachtete ein Recht auf diese Informationen, zum anderen ist es für ein ehrliches und offenes Therapeuten-Patientenverhältnis unabdingbar für ein gutes Gelingen der Therapie sowie die Gesundung des Patienten (beruhend auf rechtlichen, ethischen, psychologischen und wissenschaftstheoretischen Grundlagen).

Anhand der bisher eruierten Symptome, der Evaluierung des häuslichen Umfeldes, der Lebenssituation sowie möglicher vermuteter psychischer Belastungen, Einschränkungen oder Störungen wie z.B. Schlafstörungen, Angst aber auch Depressionen können zur genaueren Abklärung dieser, verschiedene Persönlichkeitstests herangezogen werden. Mit Hilfe dieser Testverfahren werden u.a. Informationen erfasst, die auf Persönlichkeitsmerkmale hindeuten. Es lassen sich auch daraus Indikatoren bestimmter Störungsbilder generieren oder Hinweise auf hypothetische Konstrukte erlangen, die der Diagnostik möglicherweise überaus dienlich sind (Borkenau, Egloff, Friedel, Schmuckle & Wolfradt, 2014).

Im deutschsprachigen Raum wird vorrangig das diagnostische Interview bei psychischen Störungen (DIPS), welches eine erweiterte Modifikation des DSM-IV ist und an die Klassifizierung der ICD-10 angepasst ist, verwendet. Im strukturierten klinischem Interview nach DSM-5 (SKID) werden alle im DSM-5 aufgelisteten diagnostischen Kategorien und die Komorbiditäten (Begleiterkrankungen) erfasst. Zur Erfassung diagnostischer Merkmale der spezifischen Psychopathologie von Essstörungen wurden u.a. die Tests Eating Disorder Examination (EDE - Störungsuntersuchungsprüfung) und das Strukturiertes Inventar für anorektische und bulimische Essstörungen (SIAB) nach DSM-IV und ICD-10 entwickelt (Schweiger & Sipos, 2018).

Das DIPS wird bei affektiven Störungen, Essstörungen, Schlafstörungen, Störungen im Zusammenhang mit psychotropen Substanzen und Persönlichkeitsstörungen eingesetzt. Es enthält einen klinisch-demografischen Teil sowie Screenings für körperliche Krankheiten, nicht organische Psychosen, Tabakkonsum, Medikamentengebrauch, sexuelle Funktionsstörungen und psychiatrische Familienanamnese psychischer Störungen. Für eine objektive Durchführung und eine valide Auswertung ist jedoch ein intensives Training des Interviewers notwendig (Borkenau, Egloff, Friedel, Schmuckle & Wolfradt, 2014).

Nur durch die Anwendung dieser vielfältigen diagnostischen Methoden erhalten die Psychologen und Ärzte die Möglichkeit Essstörungen zu erkennen und den verschiedenen Formen zuzuordnen. Nach der Erstellung einer Hypothese einer Essstörung, werden die Symptome mit dem ICD-10 abgeglichen und anhand dieser Kriterien klassifiziert. Bei der Behandlung durch mehrere Ärzte können sich die Behandler auf Grundlage desselben Basiswissens über das Störungsbild besser abstimmen bzw. die Behandlung optimieren. Zudem wird nach ICD-10 Klassifizierung die Behandlung mit den Krankenkassen abgerechnet.

In der ICD-10 (2010) müssen für eine eindeutige Diagnose von Anorexie bestimmte Bedingungen erfüllt sein. Das tatsächliche Gewicht darf 15 Prozent des zu erwartenden Gewichts laut „Body Mass Index" nicht unterschreiten. Es ist jedoch darauf zu achten, dass bei Heranwachsenden Gewichtsschwankungen während der Wachstumsphase vorliegen können. Zusätzlich muss u.a. der Gewichtsverlust z.B. durch Erbrechen, Vermeidung hochkalorischer Lebensmittel oder durch den Gebrauch von Appetitzüglern selbst herbeigeführt werden. Eine spezifische psychische Angst, zu dick zu werden, soll ebenfalls vorliegen und die Betroffenen legen für sich selbst eine zu niedrige Gewichtsschwelle fest. Weiterhin können Wachstumsverzögerungen und ein Ausbleiben der Menstruation bei Frauen auftreten.

In der diagnostischen Leitlinie für Bulimie beschreibt die ICD-10 (2010) ebenfalls das Vorhandensein bestimmter Symptome. Hier sind eine dauernde Beschäftigung mit dem Essen, eine Gier nach Nahrungsmittel, Essattacken ausschlaggebend. Die Betroffenen konsumieren in sehr kurzen Zeiträumen enorme Mengen an Nahrungsmitteln. Durch den Missbrauch von Abführmitteln, Schilddrüsenmedikamenten, längeren Hungerperioden oder Erbrechen versuchen die Patienten eine Gewichtszunahme zu vermeiden. Ebenso kann ein intervallmäßiger Wechsel von Anorexie und Bulimie auftreten. Für die anderen Formen von Essstörungen wurden keine gesonderten diagnostischen Leitfäden im ICD-10 (2010) erstellt. Hier dient die Beschreibung der Störungsbilder als Richtlinie zur Klassifizierung der Form der Essstörung.

Zusätzlich zu der schwierigen, umfangreichen und aufwendigen Diagnostik von Essstörungen kommen die gesellschaftlichen Faktoren erschwerend hinzu. Das Schönheitsideal, aber auch das Bild der Frau behindern die Krankheitseinsicht und minimieren das Verständnis für diese Störungen. Durch diese gesellschaftliche Einstellung wird eine hohe Dunkelziffer der Betroffenen vermutet (Gerlinghoff & Backmund, 2000). In der nachfolgenden Diskussion wird daher das gesellschaftliche Problem genauer beschrieben und vertieft, da dies aus meiner Sicht neben der Verhinderung der Krankheitseinsicht der Patienten, der Diagnose von Essstörungen auch die Zunahme dieser Erkrankung begünstigt.

4 Diskussion

Wie brisant das Thema um Essstörungen und dem gesellschaftlichen Schönheitsideal besonders von Frauen ist, zeigt die weltweite Reaktion, als eine Journalistin Brumfitt im Jahr 2015 von sich Vorher-Nachher Fotos im Internet postete. Im Gegensatz zu den gängigen erst „dick dann schlank" Fotografien, postete sie ein Foto nach extremer Abnahme als Teilnehmerin an einem Body-Fitness Wettbewerb als Vorher-Foto und ein Nachher-Foto als rundliche reife Frau. Daraufhin erfolgte ein enormer Aufschrei in den Medien. Zum einen meldeten sich Frauen dankbar bei ihr für ihren Mut, sich mit so einem Körper nackt zu zeigen, andererseits wurde sie extrem angefeindet, da sie den Frauen, die fett seien, einen „Entschuldigungszettel" für ihr schlimmes Aussehen geben würde. So beschreibt Brumfitt dies in ihrem Buch „Embrace", welches 2017 erschienen ist.

In dem Buch hat sich Brumfitt (2017) intensiv mit dem Selbstbild der Frauen beschäftigt und recherchiert, dass 91 Prozent aller deutschen Frauen mit ihrem Körper unzufrieden seien. 45 Prozent aller Frauen mit normalem Gewicht denken, dass sie übergewichtig wären und mehr als 40 Prozent der Mädchen zwischen 10 – 14 Jahren sollen bereits regelmäßig Diäten machen. Sie bestätigt in ihrem Buch die o.g. Aussagen von Langsdroff (2005), Boskind-White & White (1991), die als eine bedeutsame Ursache von Essstörungen das Bild der Frau in unserer Gesellschaft sehen.

In der online Fachzeitschrift „gesundheitsstadt-berlin" veröffentliche Wanka (2014) Ergebnisse von Studien, die besagen, dass Magersucht die dritthäufigste chronische Erkrankung bei jungen Mädchen und Frauen nach Asthma und Fettleibigkeit sei. An Magersucht verstirbt laut der Studien jede fünfte Patientin an Unterernährung. Fettleibigkeit hingegen birgt wiederum das andere Extrem an gesundheitlichen Folgeschäden in sich.

Einen enormen Anteil an dem verzerrten Frauenbild tragen die Medien. Insbesondere das Fernsehen übermittelt diese klischeehaften Vorstellungen des Schönheitsideals. Laut einer Studie des internationale Zentralinstitut für das Jugend- und Bildungsfernsehen (IZI) in Kooperation mit dem Bundesfachverband Essstörungen e.V. (BFE) im Jahr 2015 zum Thema Essstörungen, antworteten zwei Drittel der befragten Mädchen und Frauen im Alter zwischen 11 und 21 Jahren, dass die Fernsehshow „Germany's Next Topmodel" ihr Krankheitsbild maßgeblich beeinflussen würde. In diesen Sendungen werden die jungen Mädchen auf ihr Aussehen reduziert und zum Hungern angeregt. Viele der Fernsehzuschauer übernehmen diese

Einstellung und vergleichen sich mit diesen bereits schon mageren Mädchen der Show (Götz, 2015).

Auch die zahlreichen Diäten sowie die extrem schlanken Frauen und Prominenten auf den Bildern in den Zeitschriften begünstigen diesen Schönheitswahn. Es werden in Deutschland laut Brumfitt (2017) jährlich über 1,8 Milliarden Euro für Diätpräparate ausgegeben und zusätzlich unterziehen sich über 49 Prozent Frauen jährlich einer Schönheitsoperation. Es hat sich mittlerweile eine ganze Industrie von Schönheitschirurgien, Herstellern verschiedenartiger Diätprodukte und fettarmen Lebensmitteln entwickelt, die mit „tollen" Schlankmacheffekten werben, um die Käufer zu motivieren diese Produkte vermehrt zu konsumieren bzw. sich Schönheitsbehandlungen zu unterziehen. Die gesunde ganzheitliche Ernährung wird daher immer weiter vernachlässigt (Dahlke, 2008).

Dadurch gestaltet sich die Diagnostik der Essstörungen als besonders schwierig, denn vielen Menschen ist bereits nicht mehr bewusst, dass sie bereits unter einem gestörten Essverhalten leiden. Diäten sind in unserer Gesellschaft selbstverständlich geworden und werden als Auslöser dieses Krankheitsbildes vernachlässigt. Dies wirkt sich auf die Behandlung von Erkrankten enorm nachteilig aus, da es schwer ist auf Grund dieser Umstände eine Krankheitseinsicht zu erreichen. Besonders gefährlich kann es sich bei Anorexie Erkrankten auswirken, da die Patienten sehr häufig an der Krankheit sterben. Es ist daher aus meiner Sicht überaus wichtig, den Focus auf die Prävention zu legen, um ein Umdenken in der Gesellschaft anzuregen.

5 Methoden

Einführend in dieses Thema wurde der inhaltliche Gegenstand von Essstörungen ausführlich analysiert. Um diagnostische Möglichkeiten wie z.B. Tests, Fragebögen oder mögliche Interviews auswählen zu können, ist ein umfassendes Verständnis von diesem Störungsbild erforderlich. Hierzu war es wichtig die verschiedenen Störungsbilder von Essstörungen zu recherchieren, um ein fachliches Grundlagenwissen aus psychologischer Sicht entwickeln zu können. Dies stellt die Basis der wissenschaftlichen Ausarbeitung dar.

Zu Beginn der Recherche wurde mögliche Fachliteratur gesichtet und auf wissenschaftliche Herangehensweise untersucht. Zur Thematik von gestörtem Essverhalten, Diäten und Übergewicht ist sehr viel Literatur verfügbar. Oftmals ist Literatur, die auf sich empirische Studien stützt, auf spezifischen Untersuchungen und wissenschaftlichem Hintergrund basiert nicht immer von weniger gut recherchierten Werken zu unterscheiden. Aus diesem Grund wurden bei der Literaturauswahl die Biografien der Autoren herangezogen. Für die erste vorläufige Sondierung war der berufliche Werdegang, die Erfahrungen im Umgang mit diesen Störungsbildern sowie die berufliche Ausbildung und Weiterqualifizierung von Bedeutung. Nicht verwendet wurden literarische Werke, welche spirituelle und heilende Wirkungen versprachen oder Anleitungen zur Gewichtsabnahme gaben bzw. Diätprogramme anboten.

Die Recherche über mögliche Ursachen dieses Krankheitsbildes gestaltete sich ebenfalls als große Herausforderung, da sehr viel Literatur mit den verschiedensten Ansätzen im Internet und in den Fachbibliotheken auffindbar war. Es wurde versucht in der Arbeit einen groben weitgefächerten Überblick über die verschiedenen Ansätze anzubieten sowie die sehr vielfältigen Gründe für die Entwicklung eines ungesunden, möglicherweise auch krankhaftem Essverhaltens zu informieren. Die Diagnostik ist besonders bei dieser Erkrankung auf die Kenntnis der vielfältigen Entstehungsweisen der Störungsbilder angewiesen und sollte dies unbedingt bei der Diagnoseerstellung berücksichtigen, um das Risiko von eventuellen Fehldiagnosen einzudämmen.

Im ICD-10 (2010) sowie in den Lexika der Psychologie wurden verschiedene diagnostische Herangehensweisen, Tests und Interviews empfohlen und erläutert. Anwendungs- und Einsatzmöglichkeiten wurden in den Werken diskutiert. Vertiefend für das fachliche Verständnis wurden die Fernlehrbriefe der Module Diagnostik, herausgegeben von der Privaten Hochschule Göttingen für die Fernstudiengänge B.Sc. und M.Sc. Psychologie, herangezogen. Die Vertiefung des erlernten Wissens erfolgte mit Hilfe dieser Lehrwerke und bildete im Vorfeld das inhaltliche und fachliche Grundverständnis für diese wissenschaftliche Ausarbeitung.

Zusätzliche Unterstützung bei der Erarbeitung dieser Projektarbeit wurde von den Psychologen, die das Praktikum im Rahmen des Masterstudienganges Psychologie der Privaten Hochschule Göttingen betreuten, gegeben. Mit Ihnen war ein fachlicher Austausch über die Problematik von Essstörungen besonders bei Kindern und Jugendlichen sehr hilfreich. Da zu den übertragenen Aufgaben während der Ausbildung im Praktikum auch die Betreuung von zwei jungen Mädchen im Alter von 15 und 16 Jahren mit Essstörungen gehörte, konnte ein guter praktischer Gedankenansatz für dieses Projekt erarbeitet werden. Vertieft wurde das Wissen durch die Betreuung eines Jugendlichen mit Übergewicht, mit welchem eine Strategie zur Gewichtsabnahme konzipiert wurde.

6 Ergebnisse

Das Ergebnis dieser Projektarbeit zeigt, dass sich eine Diagnostizierung von Essstörungen als sehr umfangreich und schwierig darstellt. Die vielfältigsten Ursachen können Auslöser für diese Erkrankungen sein und sind aufgrund gesellschaftlicher Schönheitsideale oder Ernährungsweisen nicht einfach erkennbar. Die Symptome dieser Störung werden meist erst in einem fortgeschrittenen Stadium von Außenstehenden erkannt oder Betroffene ertragen den

Leidensdruck nicht mehr und suchen sich Hilfe. Doch selbst nach Bekanntwerden der Symptome ist eine Krankheitseinsicht sehr schwierig, da in unserer Gesellschaft nur schlanke und gutaussehende Menschen häufig erfolgreich sind. Menschen, die nicht den Idealvorstellungen entsprechen, werden häufig die Fähigkeit von Führungsverantwortung, Durchsetzungsvermö-gen oder auch Selbstdisziplin abgesprochen (Zeeck, 2008). Aufgrund dieses Zwiespaltes wird vermutet, dass die Dunkelziffer der Erkrankten extrem hoch ist und häufig erst durch Burnout[5] oder andere psychische Erkrankungen erkannt wird.

Fazit, trotz der ausreichenden und gut anwendbaren diagnostischen Methoden stellt sich das Erkennen des Krankheitsbildes aufgrund gesellschaftlicher Normen und Werte als sehr schwierig heraus. Vielmehr ist es meines Erachtens wichtig, bereits beginnend im Klein-kindalter das Erlernen einer gesunden Ernährung zu fördern. Die Kinder und Jugendlichen sollten den Umgang mit gesunden und ungesunden Lebensmitteln erlernen, um mögliche Fett-leibigkeit durch eine vielseitige (auch mal ungesunde) Ernährung vorzubeugen. Ebenso ist es von enormer Bedeutung mit zunehmendem Alter die momentanen vorherrschenden Schön-heitsideale zu diskutieren, um ein Umdenken anzuregen. Durch diese hier beispielhaft aufge-führten präventiven Maßnahmen könnte das Risiko von Essstörungen aus meiner Sicht deut-lich minimiert werden.

---

[5] "übers. ausbrennen ist ein Oberbegriff für Typen persönlicher Krisen, die mit eher unauffälligen Früh-symptomen beginnen und mit völliger Arbeitsunfähigkeit oder sogar Suizid enden können" *Wikipedia* Verfügbar unter https://de.wikipedia.org/wiki/Burn-out [abgerufen am 16.11.2018]

Literaturverzeichnis

Becker, N., Spinath, F.M., Strobel, A. & Westhoff, K. (2014). *Diagnostik II Verhaltensbeo bachtung und Interview*. (1. Aufl.) [Fernlehrbrief]. Göttingen: Hogrefe.

Borkenau, P., Egloff, B., Friedel, A., Schmukle, S. C. & Wolfradt, U. (2014). *Diagnostik IV Persönlichkeitsdiagnostik*. (1. Aufl.) [Fernlehrbrief]. Göttingen: Hogrefe.

Boskind-White, M. & White, C. W. (1991). *Bulimarexie Ein Ratgeber zur Überwindung von Freß- und Magersucht*. Berlin: Knaur®.

Brumfitt, T. (2017). *Embrace Du bist schön. Schluss mit Bodyshaming*. Königswinter: Heel Verlag.

Dahlke, R. (2008). *Richtig Essen der ganzheitliche Weg zu gesunder Ernährung*. München: Knaur.

Gerlinghoff, M. & Backmund, H. (2000). *Was sind Essstörungen*. Hermsbach: Beltz.

Götz, M. (2015). *Die Sendung Germany´s Next Topmodel kann Essstörungen verstärken*. Pressemitteilung der Bundesfachverbandes Essstörungen e.V. Verfügbar unter: https://www.bundesfachverbandessstoerungen.de/PM_Esssto-rung_und_GNTM_2015_end.pdf [abgerufen am 02.11.2018].

Hölling, H. & Schlack, R. (2018). Essstörungen im Kindes- und Jugendalter. Springer.com. Verfügbar unter: https://link.springer.com/article/10.1007/s00103-007-0242-6 [abgerufen am 02.11.2018].

Langsdorff, M. (2005). *Die heimliche Sucht, unheimlich zu essen Bulimie – Verstehen und heilen*. (3. Aufl.). Frankfurt am Main: Fischer.

Legenbauer, T. & Vocks, S. (2005). *Wer schön sein will, muss leiden? Wege aus dem Schönheitswahn – ein Ratgeber*. Göttingen: Hogrefe.

Reich, G. & Kröger, S. (2015). *Essstörungen Gemeinsam wieder entspannt essen*. (1.Aufl.). Stuttgart: Trias.

Robert Koch-Institut: Studie zur Gesundheit von Kindern und Jugendlichen in Deutschland. Verfügbar unter: http://www.rki.de/DE/Content/Gesundheitsmonitoring/Stu-dien/Kiggs/Basiserhebung/ KiGGS_eckdaten.pdf?blob=publicationFile [abgerufen am 02.11.2018].

Schmidt, U. & Humfress, H. (1996) Die Rolle von körperlicher Gewalt und sexuellen Übergriff en bei der Entstehung und Behandlung von Eßstörungen. Köpp, W. & Jacobi, G.E. (Hrsg.), *Beschädigte Weiblichkeit Eßstörungen,Sexualität und sexueller Mißbrauch* (S. 50). Heidelberg: Asanger.

Schweiger, U. & Sipos, V. (2018). Essstörungen. In M. A. Wirtz (Hrsg.), Dorsch – *Lexikon der Psychologie* (18. Aufl., S. 498). Bern: Hogrefe.

Wanka, C. (2014). *Deutsche Forscher veröffentlichen neue Studien zu Magersucht.* Verfügbar unter: https://www.gesundheitsstadt-berlin.de/deutsche-forscher-veroeffentlichen-neue-studien-zu-magersucht-3532/ [abgerufen am 15.11.2018].

WHO & Dilling, H. et.al. (Hrsg.). (2010). *Internationale Klassifikation psychischer Störungen ICD-10 Kapitel V(F)* (7. überarbeitete Aufl.). Bern: Huber.

Zeeck, A. (2008). *Essstörungen Wissen was stimmt.* Freiburg: Herder.

Zimbardo, P. G. (1995). *Psychologie.* Leipzig: Springer.